Bibliografische Information der Deutschen Nationalbibliothek:

Die Deutsche Bibliothek verzeichnet diese Publikation in der Deutschen National-
bibliografie; detaillierte bibliografische Daten sind im Internet über http://dnb.d-
nb.de/ abrufbar.

Impressum:

Copyright © 2007 GRIN Verlag, Open Publishing GmbH
Druck und Bindung: Books on Demand GmbH, Norderstedt Germany
ISBN: 978-3-668-13651-9

Katja Rosowski

Pflegebedürftigkeit in Deutschland. Ursachen und Statistiken

GRIN Verlag

Pflegebedürftigkeit in Deutschland. Ursachen und Statistiken

Katja Rosowski

Inhaltsverzeichnis

Abkürzungsverzeichnis

BGBl.	Bundesgesetzblatt
bzgl.	bezüglich
DEHOGA	Deutscher Hotel- und Gaststättenverband
DIW	Deutsches Institut für Wirtschaftsforschung
DTV	Deutscher Tourismusverband e.V.
F & B	Food and Beverage
FELICIE	Future Elderly Living Conditions In Europe
FTR	Fertilitätsrate
GdW	Bundesverband deutscher Wohnungs- und Immobilienunternehmen e.V.
ICD	International Classification of Disease and Related Health Problems
i.d.R.	in der Regel
KZP	Kurzzeitpflege
MDK	Medizinische Dienst der Krankenversicherung
MDS	Medizinischer Dienst der Spitzenverbände der Krankenkassen e.V.
o.V.	ohne Verfasser
PflegeStatV	Pflegestatistik-Verordnung
PflegeVG	Pflegeversicherungsgesetz
S.	Seite, Seiten
SGB	Sozialgesetzbuch
VHP	Verhinderungspflege
WHO	World Health Organization

Einleitung

Die Pflegestatistik wird seit 1999 alle zwei Jahre von den Statistischen Ämtern des Bundes und der Länder erhoben. Gesetzliche Grundlage ist die Pflegestatistik-Verordnung (PflegeStatV), die auf Grund des § 109 Abs. 1 des Elften Buches Sozialgesetzbuch – Soziale Pflegeversicherung durch die Bundesregierung am 24.11.1999 erlassen wurde.[1] Die aktuellste Statistik ist 2007 für das Jahr 2005 veröffentlicht worden.[2] Ziel der Pflegestatistik ist es, „Daten zum Angebot von und der Nachfrage nach pflegerischer Versorgung"[3] zu erhalten. Dafür werden Daten der Pflegebedürftigen, sowie Daten über Pflegeeinrichtung und ambulante Pflegedienste erfasst und ausgewertet. Die Definitionen der Begriffe in der statistischen Erhebung beruhen auf der Grundlage des Pflegeversicherungsgesetzes im elften Sozialgesetzbuch.[4]

1 Anzahl pflegebedürftiger Personen in Deutschland

Infobox 1

Pflegebedürftigkeit im Sinne der sozialen Pflegeversicherung ist „ein auf körperlicher, geistiger oder seelischer Krankheit oder Behinderung beruhender, durch ärztliche Intervention i.d.R. nicht mehr beeinflussbarer Gesundheitszustand, aufgrund dessen die betroffene Person in den elementaren Lebensbereichen der Körperpflege, der Ernährung, der Mobilität oder der hauswirtschaftlichen Versorgung für die gewöhnlichen und regelmäßig wiederkehrenden Verrichtungen im Ablauf des täglichen Lebens für mindestens sechs Monate in einem wenigstens erheblichen Maße fremder Hilfe bedarf".[5]

Der Pflegebedürftige ist somit nicht in der Lage, den Aktivitäten des täglichen Lebens selbstständig nachzugehen und bedarf zur Bewältigung dieser Aufgaben Hilfe. Was der Gesetzgeber unter Hilfe versteht, wird in § 14 Abs. 3 SBG XI [6] aufgezählt. Danach besteht Hilfe im Sinne des Absatzes 1 „in der Unterstützung, in der teilweisen oder vollständigen Übernahme der Verrichtungen im Ablauf des täglichen Lebens oder in der Beaufsichtigung oder Anleitung mit dem Ziel der eigenständigen Übernahme dieser Verrichtungen." Die Pflegebedürftigkeit wird in drei Stufen je nach Schweregrad der Pflegebedürftigkeit unterteilt.

---

1 SGB XI § 109 Abs. 1 in Verbindung mit der Pflegestatistikverordnung vom 24.11.1999, BGBl. I S. 2282
2 Statistisches Bundesamt (Hrsg.): Pflegestatistik 2005, Wiesbaden, 2007
3 ebd., S. 3
4 SGB XI - Soziale Pflegeversicherung - Artikel 1 des Gesetzes vom 26. Mai 1994, BGBl. I S. 1014, zuletzt geändert durch Artikel 8 u. 9 des Gesetzes vom 26. März 2007
5 Pschyrembel (Hrsg.): Klinisches Wörterbuch, Berlin, 1998, S. 1230 (vgl. auch SGB XI, §§14 u. 15)
6 SGB XI - Soziale Pflegeversicherung - Artikel 1 des Gesetzes vom 26. Mai 1994, BGBl. I S. 1014, zuletzt geändert durch Artikel 8 u. 9 des Gesetzes vom 26. März 2007, § 14

Der Begriff der Pflegebedürftigkeit des SGB XI ist allerdings fast überwiegend somatisch als Folge von Krankheit oder Behinderung definiert. Menschen, deren Hilfebedarf nicht primär somatischer Art ist (geistig oder psychisch Behinderte mit hohem Betreuungsbedarf und Menschen mit Demenz) kommen bei dieser somatischen Definition zu kurz. Auch derartige Beeinträchtigungen werden im Folgenden in einer Erweiterung der Begrifflichkeit zur Pflegebedürftigkeit gezählt.
Pflegebedürftigkeit ist nicht mit Bettlägerigkeit gleichzusetzen. Pflegebedürftige Personen können durchaus mobil sein, bedürfen allerdings bei gewissen Tätigkeiten Hilfe und Unterstützung.

Zudem ist Pflegebedürftigkeit nicht gleichzustellen mit hohem Alter. Die Pflegebedürftigkeit nimmt mit höherem Alter zwar tendenziell zu[7], aber auch im jungen und mittleren Alter tritt Pflegebedürftigkeit auf.

Pflegebedürftig im Sinne des SGB XI waren im Jahr 2005 in Deutschland 2,13 Millionen Menschen. Seit 1999 hat die Zahl der Pflegebedürftigen um 110.000 Personen (5,45%) zugenommen.[8]

Die Mehrheit der Gruppe der Pflegebedürftigen bilden mit 68 Prozent Frauen. 82 Prozent der Pflegebedürftigen waren über 65 Jahre alt. Davon wiederum sind 33 Prozent 85 Jahre und älter.

Somit ist nur ein sehr geringer Teil der Bevölkerung unter 65 Jahren Pflegebedürftig (18% auf eine Altersspanne von 65 Jahren verteilt). Aus diesem Grunde wird zunächst vermehrt auf „alte Pflegebedürftige" in dieser Arbeit eingegangen.

2 Alter und Pflegequote der Pflegebedürftigen

Ab wann ein Mensch als alt oder als jung gilt, ist sowohl von objektivierbaren oder faktischen Gegebenheiten aber auch subjektiven Empfindungen abhängig.

Der Vorgang des Alterns kann mit den Begriffen biologisches Alter und biographisches Alter deutlich beschrieben werden. Das biographische Alter ist die Altersangabe, die sich nach dem Geburtsdatum errechnet. Dagegen ist mit dem biologischen Alter der Zustand des Körpers gemeint, der normalerweise einem bestimmten Alter ungefähr entspricht.

Aber ab wann genau ist der Mensch alt, ab dem 50. Lebensjahr oder ab dem 60. oder 70. Lebensjahr? Diese Frage ist bisher nicht eindeutig beantwortet. Das liegt daran, dass es bisher keine eindeutige Beschreibung und Festlegung biologischer Alterungsprozesse eines

---

7 vgl. Bundesministerium für Gesundheit und Soziale Sicherung (Hrsg.): Nachhaltigkeit in der Finanzierung der sozialen Sicherungssysteme, Berlin, 2003, S. 54
8 vgl. Statistisches Bundesamt: Kurzbericht Pflegestatistik 1999, Bonn, 2001, http://www.destatis.de/jetspeed/portal/cms/Sites/destatis/Internet/DE/Content/Publikationen/Fachveroeffentlichu ngen/Sozialleistungen/Sozialpflege1Bericht1999,property=file.pdf [Stand 01.09.2007]

Menschen im fortgeschrittenen Leben gibt. Man findet vielmehr durchaus häufig Begriffe wie "deutlich gealtert", "jung geblieben" oder "jünger wirkend".

Das Problem macht deutlich, dass Altern ein sehr individueller Vorgang ist und auch von der Ansicht des Betrachters abhängig ist. Selbst in einer Familie können Alterungsprozesse unterschiedlich ablaufen. Etwa gleich alte Menschen, z. B. Geschwister, die kurz hintereinander geboren wurden, können deutlich unterschiedlich mental, aber auch körperlich altern. Man hat deshalb versucht, in einer Definition eine willkürliche Festlegung zu treffen, die sagt, ab wann der Begriff alt im medizinischen Sinne angewandt werden kann.

Nach Ansicht des Bundesministeriums für Gesundheit und Soziale Sicherung nimmt Pflegebedürftigkeit im Sinne der Einstufung in Pflegestufen mit dem Alter i.d.R. zu [9]. In Tabelle 1 ist dargestellt, wie sich der Anteil Pflegebedürftiger zum Jahresende 2005 auf die angegebenen Altersgruppen verteilt und wie sich deren Anteil an der jeweiligen Bevölkerungsgruppe gestaltet.

Die Zahl der Pflegebedürftigen in der Altersgruppe der 15- bis unter 60-Jährigen wirkt zunächst als absolute Zahl sehr hoch, jedoch muss man beachten, dass es sich hier um eine Altersspanne von 45 Jahren handelt, während die weiteren Abschnitte nur eine Zeitspanne von 5 Jahren aufweisen.

Beachtet man die entsprechende Pflegequote, so wird deutlich, dass der Anteil der Pflegebedürftigen der jeweiligen Bevölkerungsgruppe erst zwischen dem 75. und 80. Lebensjahr rapide ansteigt. Im Alter zwischen 70 und 75 Jahren war 2005 jeder Zwanzigste (5%) pflegebedürftig, während in der Altersgruppe der 90- bis unter 95-Jährigen mit einem Wert von 61% eine sehr viel höhere Pflegequote ermittelt wurde.

Frauen weisen ab ungefähr dem 85. Lebensjahr eine deutlich höhere Pflegequote auf, als Männer in dieser Altersgruppe. So beträgt die Pflegequote bei den Frauen im Alter der 90- bis unter 95- Jährigen 66%, während bei den Männern gleichen Alters „nur" ein Wert von 44% zu nennen ist.

---

9 vgl. Bundesministerium für Gesundheit und Soziale Sicherung (Hrsg.): Nachhaltigkeit in der Finanzierung der sozialen Sicherungssysteme, Berlin, 2003, S. 54

Tabelle 1: Pflegebedürftige zum Jahresende 2005 – Alter und Pflegequote

Alter von ... bis unter ... Jahren	Pflegebedürftige			Anteil an jeweiliger Bevölkerungsgruppe: Pflegequote			Bevölkerung		
	insgesamt	Veränderungen zu 2003	darunter: weiblich	insgesamt	männlich	Weiblich	insgesamt	Männlich	weiblich
	Anzahl	%	Anzahl	%					
unter 15	61 687	-4,7	25 674	0,5	0,6	0,5	11 649 872	5 975 547	5 674 325
15 - 60	241 412	2,1	112 053	0,5	0,5	0,5	50 248 025	25 513 785	24 734 240
60 - 65	74 208	-13,7	34 582	1,6	1,7	1,5	4 670 024	2 294 228	2 375 796
65 - 70	137 818	4,0	66 597	2,6	2,8	2,4	5 374 399	2 567 623	2 806 776
70 - 75	184 954	3,9	100 601	4,9	4,9	4,9	3 759 730	1 706 837	2 052 893
75 - 80	293 027	2,0	187 638	9,6	8,5	10,3	3 055 125	1 239 350	1 815 775
80 - 85	437 640	2,5	332 670	20,3	15,8	22,3	2 158 010	663 195	1 494 815
85 - 90	333 741	7,8	269 199	36,3	26,9	39,7	918 153	239 739	678 414
90 - 95	273 400	-1,1	230 659	60,8	43,6	65,6	449 673	98 093	351 580
95 und mehr	90 663	14,9	78 605	58,5	29,0	69,3	154 984	41 564	113 420
insgesamt	2 128 550	2,5	1 438 278	2,6	1,7	3,4	82 437 995	40 339 961	42 098 034

Quelle: Statistisches Bundesamt[10] , eigene Darstellung

Pflegebedürftigkeit fällt somit erst in der Gruppe der über 85-Jährigen ins Gewicht und betrifft dort rund 50% der Bevölkerung ab diesem Alter. Daraus lässt sich schließen, dass 50 von 100 Hochbetagten in der Lage sind, allein kompetent ihren Alltag zu meistern und die anderen 50 Unterstützungen im täglichen Leben benötigen.

3 Häufige Ursachen der Pflegebedürftigkeit

Der Medizinische Dienst der Spitzenverbände der Krankenkassen e. V. (MDK) veröffentlicht jährlich einen Pflegebericht in dem über die Tätigkeiten des MDK für die Pflegeversicherung berichtet wird.[11] Im Berichtszeitraum 2001/ 2002 wurden dabei auch die häufigsten Diagnosen aufgeführt, deren Funktionsdefizite ursächlich zur Pflegebedürftigkeit geführt haben.

---

10 Statistisches Bundesamt (Hrsg.): Pflegestatistik 2005, Wiesbaden, 2007
11 abrufbar auf http://www.mds-ev.org/index2.html [Stand 12.07.2008]

Die in dem Pflegebericht 2001/2002 am häufigsten genannten Hauptdiagnosen sind in folgenden Krankheitsgruppen zu finden:

- Krankheiten des Kreislaufsystems[12]
- Psychische und Verhaltensstörungen[13]
- Symptome und abnorme klinische und Laborbefunde, die anderenorts nicht klassifiziert sind[14]
- Krankheiten des Muskel-Skelett-Systems und des Bindegewebes[15]
- Neubildungen[16]

Bei jeweils fast 20% aller Pflegebedürftigen sind es Krankheiten des Kreislaufsystems sowie psychische und Verhaltensstörungen, die eine Pflegebedürftigkeit begründen.17 Danach folgen mit 15,5% Symptome und abnorme klinische und Laborbefunde, die anderenorts nicht klassifiziert sind, Krankheiten des Muskel-Skelett-Systems und des Bindegewebes mit 12,5 %, sowie Neubildungen mit 12,3 %.

Somit sind knapp 80 Prozent aller Pflege begründenden Diagnosen in diesen fünf Gruppen zu finden.

Tabelle 2: Erste pflegebegründende Diagnose bei Pflegebedürftigen – die fünf häufigsten Krankheitsgruppen

Bezeichnung	%
Krankheiten des Kreislaufsystems	19,4
Psychische und Verhaltensstörungen	18,6
Symptome und abnorme klinische und Laborbefunde, die anderenorts nicht klassifiziert sind	15,5
Krankheiten des Muskel-Skelett-Systems und des Bindegewebes	12,5
Neubildungen	12,3
Gesamt	78,3

Quelle: Wagner, Bruckner[18]

Eine Differenzierung auf die einzelnen Pflegestufen zeigt, welche Diagnosen im Einzelnen zu einer Einstufung in die jeweilige Pflegestufe geführt haben.

---

12 z.B. Schlaganfall, Herzinsuffizienz, sonstige zerebrovaskuläre Krankheiten und Folgen davon, Hirninfarkt
13 z.B. vaskuläre oder nicht näher bezeichnete Demenz
14 z.B. Senilität
15 z.B. Polyarthrose, Osteoporose ohne pathologische Struktur
16 z.B. bösartige Neubildungen der Bronchien und der Lunge, der Brustdrüse, des Dickdarms oder der Prostata
17 vgl. Wagner, Bruckner: Pflegebericht des Medizinischen Dienstes 2001/2002, [für: Medizinische Dienst der Spitzenverbände der Krankenkassen e.V. (MDS)], Essen, 2002, S. 31
18 Wagner, Brucker: Pflegebericht des Medizinischen Dienstes 2001/2002, [für: Medizinische Dienst der Spitzenverbände der Krankenkassen e.V. (MDS)], Essen, 2002

Tabelle 3 zeigt die fünf häufigsten, ersten pflegebegründenden Diagnosen bei Pflegebedürftigen nach Pflegestufen unterteilt.

Tabelle 3: Erste pflegebegründende Diagnose bei Pflegebedürftigen – die fünf häufigsten Krankheitsgruppen nach Pflegestufen

Stufe I separat

Bezeichnung	%
Psychische und Verhaltensstörungen	18,6
Krankheiten des Kreislaufsystems	17,7
Symptome und abnorme klinische und Laborbefunde, die anderenorts nicht klassifiziert sind	17,1
Krankheiten des Muskel-Skelett-Systems und des Bindegewebes	15,5
Neubildungen	8,6
Gesamt	77,5

Stufe II separat

Bezeichnung	%
Krankheiten des Kreislaufsystems	23,2
Neubildungen	19,7
Psychische und Verhaltensstörungen	19,3
Symptome und abnorme klinische und Laborbefunde, die anderenorts nicht klassifiziert sind	12,2
Krankheiten des Nervensystems	9,7
Gesamt	84,1

Stufe III separat

Bezeichnung	%
Neubildungen	34,1
Krankheiten des Kreislaufsystems	25,5
Psychische und Verhaltensstörungen	13,4
Krankheiten des Nervensystems	11,0
Symptome und abnorme klinische und Laborbefunde, die anderenorts nicht klassifiziert sind	7,5
Gesamt	91,5

Quelle: Wagner, Bruckner[19]

Pflegebedürftige mit Krankheiten des Kreislaufsystems oder mit psychischen Störungen und Verhaltensstörungen haben in jeder Pflegestufe einen Anteil von zusammen 36 bis 42 %. Krankheiten des Muskel-Skelett-Systems und des Bindegewebes sind bei Pflegebedürftigen der Stufe I relativ häufig anzutreffen. Ihr Anteil nimmt in den Pflegestufen II und III so stark ab, dass sie in der Aufstellung der 5 häufigsten Pflege begründenden Diagnosen nicht mehr aufgeführt werden. Demgegenüber gibt es in Pflegestufe I relativ selten Pflegebedürftige mit Neubildungen. In Pflegestufe II steigt ihr Anteil auf fast 20% an. In Pflegestufe III steht die Pflegebedürftigkeit bei jedem Dritten (34,1%) in Zusammenhang mit Neubildungen.

---

19 Wagner, Brucker: Pflegebericht des Medizinischen Dienstes 2001/2002, [für: Medizinische Dienst der Spitzenverbände der Krankenkassen e.V. (MDS)], Essen, 2002

Eine entsprechende Tendenz zeigt sich bei den Krankheiten des Nervensystems. Während sie in Pflegestufe I noch nicht zu den 5 häufigsten Pflege begründenden Krankheitsgruppen gehören, gewinnen Sie in Stufe II und III zunehmend an Bedeutung.

Es ist festzustellen, dass mit immer höherer Pflegestufe eine immer stärkere Konzentration auf einzelne Krankheitsgruppen stattfindet. Welche Krankheitsbilder im Einzelnen für die Pflegebedürftigkeit ausschlaggebend waren zeigen die folgenden Darstellungen. Es sind die häufigsten Einzeldiagnosen aus den sechs häufigsten Krankheitsgruppen nach ICD-10 dokumentiert. ICD-10 (International Classification of Diseases and Related Health Problems) ist eine von der Weltgesundheitsorganisation herausgegebene internationale Klassifikation der Krankheiten und verwandten Gesundheitsproblemen und wird zur Einstufung von Krankheiten und Gesundheitsproblemen verwendet.[20]

Die Übersicht zeigt, dass sich die pflegebegründenden Diagnosen auf vergleichsweise wenige Krankheitsbilder konzentrieren:

---

20 vgl. WHO: International Classification of Disease, o.O., o.J., http://www.who.int/classifications/icd/en/ [Stand 01.09.2007]

Tabelle 4: Die häufigsten pflegebegründenden Einzeldiagnosen aus den Kapiteln des ICD-10

Kapitel 2, Neubildungen	in %
Bösartige Neubildungen der Bronchien und der Lunge	14,3
Bösartige Neubildungen der Brustdrüse	9,7
Bösartige Neubildung des Dickdarms	8,4
Bösartige Neubildung der Prostata	6,7
Gesamt	39,1

Kapitel 5, Psychische und Verhaltensstörungen	in %
Nicht näher bezeichnete Demenz	52,0
Vaskuläre Demenz	13,4
Gesamt	65,4

Kapitel 6, Krankheiten des Nervensystems	in %
Parkinson- Syndrom	31,7
Alzheimer Krankheit	16,5
Hemiplegie	9,5
Gesamt	57,7

Kapitel 9, Krankheiten des Kreislaufsystems	in %
Schlaganfall	21,8
Herzinsuffizienz	16,5
Sonstige zerebrovaskulären Krankheiten	15,8
Folgen einer zerebrovaskulären Krankheit	12,5
Hirninfarkt	11,5
Gesamt	78,1

Kapitel 13, Krankheiten des Muskel-Skelett-Systems und des Bindegewebes	in %
Polyarthrose	36,0
Osteoporose ohne pathologische Struktur	8,0
Gesamt	44,0

Kapitel 18, Symptome und abnorme klinische und Laborbefunde, die anderenorts nicht klassifiziert sind	in %
Senilität	75,8
Gesamt	75,8

Quelle: Wagner, Bruckner[21]

---

21 Wagner, Brucker: Pflegebericht des Medizinischen Dienstes 2001/2002, [für: Medizinische Dienst der Spitzenverbände der Krankenkassen ɘ.V. (MDS)], Essen, 2002

Bei den Neubildungen ist die Konzentration auf wenige Krankheitsbilder nicht so stark ausgeprägt wie in den anderen Krankheitsgruppen.

Am häufigsten pflegebegründend sind hier die bösartigen Neubildungen der Bronchien/der Lunge, der Brustdrüse, des Dickdarms und der Prostata mit einem Anteil von insgesamt 39 % aller Neubildungen.

In der Gruppe der „Psychischen und Verhaltensstörungen" begründet die „nicht näher bezeichnete Demenz" in über 50 % die Pflegebedürftigkeit.

Bei jeder 3. pflegebegründenden Krankheit des Nervensystems handelt es sich um das Parkinson-Syndrom, gefolgt von der Alzheimer Krankheit mit 16,5 % und der Hemiplegie mit 9,5 %.

Bei den Krankheiten des Kreislaufsystems ist der Schlaganfall mit 21,8% die häufigste Ursache von Pflegebedürftigkeit, gefolgt von der Herzinsuffizienz mit 16,5%. Bei den Krankheiten des Muskel-Skelett-Systems und des Bindegewebes überwiegt die Polyarthrose mit einem Anteil von 36 %.

In der Gruppe der „Symptome und abnorme klinische und Laborbefunde, die anderenorts nicht klassifiziert sind" spielt die Senilität mit 75 % die vorherrschende Rolle. Weiterhin kann festgestellt werden, dass es sich bei vielen Pflegebedürftigen um alte und hochbetagte Personen mit Multimorbidität (Mehrfacherkrankungen) handelt, bei denen in der Pflegebegutachtung eine abgesicherte Diagnostik nicht möglich ist. Für die Ermittlung des zeitlichen Hilfebedarfs und der Empfehlung einer Pflegestufe ist die gesicherte exakte Diagnosestellung nicht entscheidend. Insofern entstehen den Pflegebedürftigen keine Nachteile.

Vor diesem Hintergrund bilden vier Krankheitsformen die hauptsächlichen Ursachen von Pflegebedürftigkeit:

- vaskuläre Erkrankungen mit ihren Folgeerscheinungen wie z.B. Schlaganfall und Herzinsuffizienz,
- demenzielle Erkrankungen und altersbedingte Senilität
- arthritische Erkrankungen
- bösartige Neubildungen bei Schwerstpflegebedürftigen

Die Auswertungen des Pflegeberichts lassen folgende Schlussfolgerungen zu: Durch das deutliche älter werden der Bevölkerung Deutschlands werden diese Erkrankungen, welche zu den dominierenden Krankheiten der Älteren Bevölkerung zählen, zunehmen und weiterhin die Hauptgruppen der pflegebegründenden Diagnosen bilden. Zudem wird es durch ein immer älter werden der Bevölkerung zu einer weiter ansteigenden Multimorbidität der Menschen kommen. Die Fortschritte in der Medizin sorgen dafür, dass die Lebenserwartung trotz schwerer Erkrankungen oder Behinderung sehr hoch ist.[22] Die betroffenen Personen sterben nicht unbedingt an ihren schweren Erkrankungen, sondern erleben Komplikationen in Form von Folgeerkrankungen oder andere zusätzliche Erkrankungen. Der Anspruch an die pflegerische Versorgung steigt somit immer weiter an.

4 Anzahl privat häuslich gepflegter Pflegebedürftiger

Von den am Jahresende 2005 erhobenen 2,13 Millionen Pflegebedürftigen wurden laut der Pflegestatistik 2005 des statistischen Bundesamtes knapp 1,45 Millionen zu Hause versorgt.[23]

Abbildung 1: Eckdaten Pflegestatistik 2005

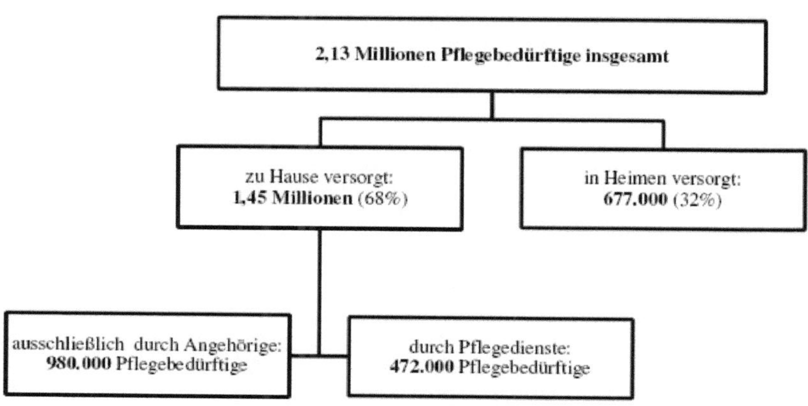

Quelle: Statistisches Bundesamt[24], eigene Darstellung

---

22 vgl. Schäffler (Hrsg.): Pflege Heute, Urban&Fischer Verlag: München, 1997, S.23
23 vgl. Statistisches Bundesamt (Hrsg.): Pflegestatistik 2005, Wiesbaden, 2007
24 Statistisches Bundesamt (Hrsg.): Pflegestatistik 2005, Wiesbaden, 2007

Die pflegerische Versorgung von Pflegebedürftigen in der häuslichen Umgebung wird größtenteils von pflegenden Angehörigen sichergestellt (980.000) bzw. unter ihrer Beteiligung auch als Pflegeperson im Sinne des SGB XI durchgeführt. Dies ist allerdings eine Veränderung zum Jahr 2003 von -0,6%, obwohl die Zahl der Pflegebedürftigen insgesamt um 2,5% zugenommen hat. Die zukünftige Entwicklung der Zahl Pflegebedürftiger wird in Kapitel 5 ausführlich behandelt.

Nach wie vor übernehmen Angehörige, wie in Tabelle 5 ersichtlich, persönliche Verantwortung für die Sicherung der Lebensqualität ihrer pflegebedürftigen Verwandten. Sie stellen trotz Rückgang der privathäuslichen Pflegequote um 0,6 Prozentpunkte weiterhin mit 980.425 Angehörigen die größte Versorgergruppe von Pflegebedürftigen dar. Häuslich versorgt und betreut werden Pflegebedürftige aller Schweregrade, d.h. aufgrund von erheblichen Mobilitätseinschränkungen, im Falle einer Demenz oder körperlich-organischer Erkrankungen und kognitiver Beeinträchtigungen.

Tabelle 5: Pflegebedürftige zum Jahresende 2005 – Art der Versorgung

Pflegebedürftige nach Art der Versorgung	Pflegebedürftige		
	Insgesamt	Veränderung zu 2003	darunter weiblich
	Anzahl	%	
Pflegebedürftige zu Hause versorgt	1 451 968	1,1	63,2
davon:			
allein durch Angehörige	980 425	-0,6	60,0
durch ambulante Pflegedienste	471 543	4,8	69,8
Pflegebedürftige in Heimen	676 582	5,7	77,0
insgesamt	2 128 550	2,5	67,6

Quelle: Statistisches Bundesamt[25], eigene Darstellung

---

25 Statistisches Bundesamt (Hrsg.): Pflegestatistik 2005, Wiesbaden, 2007

5 Entwicklung der Zahl Pflegebedürftiger und deren Versorgung

Mit steigendem Alter steigt auch, wie schon mehrfach genannt, die Wahrscheinlichkeit der Pflegebedürftigkeit.

Das Risiko vor dem 60. Lebensjahr pflegebedürftig zu werden liegt bei rund 0,6 Prozent.[26]Zwischen dem 60. und dem 80. Lebensjahr steigt diese Wahrscheinlichkeit schon auf einen Prozentsatz von rund 3,9. Nach dem 80. Lebensjahr ist das Risiko der Pflegebedürftigkeit mit einem Prozentsatz von 28,3 ungefähr siebenmal so hoch wie für die vorhergehende Altersgruppe.

Die Zahl der Pflegebedürftigen wird nach Berechnungen, die auf dem Bevölkerungsmodell des Deutschen Instituts für Wirtschaftsforschung (DIW) basieren, bis zum Jahr 2020 stark zunehmen.[27]

Es wird mit einer Zahl von 2,64 Mio. Pflegebedürftigen im Jahr 2020 gerechnet.[28] Aktuell gibt es 2,13 Mio. Leistungsbezieher, die in Pflegestufen eingestuft sind. Dieser Anstieg der Pflegebedürftigkeit bis zum Jahr 2020 entspricht einer Zunahme von 23,9 Prozent. Bis zum Jahr 2050 wird die Steigerungsrate gegenüber dem Jahr 2005 voraussichtlich 120 % betragen. (2,13 Mio. zu 4,7 Mio. Pflegebedürftige).[29] Im Jahr 2005 kamen auf 100 Erwerbsfähige im Alter zwischen 20 und 64 Jahren vier Pflegefälle.[30] Im Jahr 2020 werden bereits 5,8 und im Jahr 2050 sogar zwölf Pflegefälle auf 100 Erwerbsfähige entfallen. Dabei verschiebt sich die Altersstruktur der Pflegebedürftigen immer weiter weg von den jungen Generationen hin zu den älteren Generationen. Der Grad der Pflegebedürftigkeit tendiert hin zu den Schwerpflegebedürftigen der Pflegestufe II.

26vgl. Bundesministerium für Gesundheit: Zahlen und Fakten zur Pflegeversicherung (05/07), o.O., 2007 http://www.bmg.bund.de/nn_773096/SharedDocs/Download/DE/Themenschwerpunkte/Pflegeversicherung/Infor mationen/ZahlenFakten,templateId=raw,property=publicationFile.pdf/ZahlenFakten.pdf [Stand 12.08.2007]
27 vgl. Deutsches Institut für Wirtschaftsforschung: Wochenbericht des DIW Berlin 33/04- Bevölkerungsentwicklung in West- und Ostdeutschland - Vorausschätzungen bis 2050, Berlin, 2004, http://www.diw.de/deutsch/produkte/publikationen/wochenberichte/docs/04-33-1.html [Stand 01.09.2007]
28 vgl. Bundesministerium für Gesundheit: Zahlen und Fakten zur Pflegeversicherung (05/07), o.O., 2007 http://www.bmg.bund.de/nn_773096/SharedDocs/Download/DE/Themenschwerpunkte/Pflegeversicherung/Infor mationen/ZahlenFakten,templateIc=raw,property=publicationFile.pdf/ZahlenFakten.pdf [Stand 12.08.2007]
29 vgl. DIW: Auswirkungen der demographischen Entwicklung auf die Zahl der Pflegefälle Vorausschätzungen bis 2020 mit Ausblick auf 2050, Berlin, 2001, http://opus.zbw-kiel.de/volltexte/2003/346/pdf/dp240.pdf [Stand 30.08.2007]
30 vgl. Preusker: Goldene Zukunft, [in: Die Gesundheits Wirtschaft 3/07], Berlin, 2007, S.23

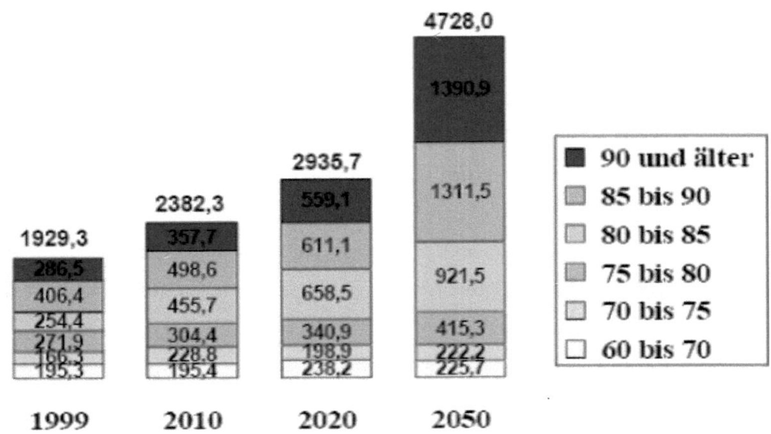

Quelle: Oberender[31]

Insgesamt ist in der am stärksten von Pflegebedürftigkeit betroffenen Altersgruppen der Zuwachs bis 2050 mit rund 280% (80- bis 85-Jährige), 240% (85- bis 90-Jährige) und sogar 410% (90- Jährige und Ältere) beträchtlich. Dabei wird die Gruppe der 85- bis 90-Jährigen mit über 50% den bei weitem größten Anteil der Pflegebedürftigen ausmachen.

Der Anteil der Null- bis 80-Jährigen Pflegebedürftigen hingegen wird sich über die Jahre kontinuierlich verringern.

Wie oben bereits erläutert, wird Pflege z.Zt. überwiegend zu Hause durchgeführt. Es stellt sich die Frage, ob dies zukünftig auch noch so sein wird.

Nach Keller sind die pflegenden Personen im Haushalt zu 80% Frauen.[32] Schneekloth weist mit knapp 73% Frauenanteil an der Pflege zwar einen geringeren Prozentsatz auf, aber die Tendenz zum höheren Frauenanteil ist klar erkennbar.[33] Somit hängen die Pflegekapazitäten

---

31 Oberender: Anforderungen an eine grundlegende Gesundheitsreform, Berlin, 2007, http://mlecture.uni-bremen.de/extern/lilly/lilly-onkologie-berlin-03-2007/slides/oberender-lilly-onkologie-berlin-03-2007.pdf [Stand 30.08.2007]

32 vgl. Keller: Organisation der Pflege, o.O., 2004 http://www.gesundheitpro.de/Organisation-der-Pflege-Pflege-A050829ANONI013701.html [Stand 16.07.2007]

33 vgl. Schneekloth/Wahl: Möglichkeiten und Grenzen selbständiger Lebensführung in privaten Haushalten

16

von der Bereitschaft pflegender Frauen ab. Während laut Schneekloth „39% der älteren unterstützungsbedürftigen Männer zwischen 65 und 79 Jahren von der Ehefrau gepflegt werden, beträgt der Anteil der Frauen in derselben Altersgruppe, die durch ihren Ehemann gepflegt werden, nur 22%."[34] Tabelle 6 zeigt die prozentuale Verteilung der Hauptpflegepersonen bei privathäuslicher Versorgung. Hiernach beträgt die Summe der Anteilswerte bei Mutter und Tochter als Hauptpflegeperson bereits 38%.

Tabelle 6: Hauptpflegeperson im Privathaushalt in %

Beziehung	Verhältnis
männlicher/ weiblicher Ehepartner	28
Tochter	26
Mutter	12
Sohn	10
andere Angehörige	7
Nachbarn/ Freunde	7
Schwiegertochter	6
Vater	2
Enkelkind	2

Quelle: Schneekloth, Wahl[35]

Mit der Veränderung sozioökonomischer Bedingungen ist es für Frauen zunehmend selbstverständlich, erwerbstätig zu sein. Zudem wird sich der Anteil der Alleinerziehenden laut Keller merklich erhöhen, die im Alter von 40 bis 65 Jahren noch Kinder im Haushalt haben und auf das Einkommen aus Erwerbstätigkeit angewiesen sein werden. Es lässt sich zudem beobachten, dass sich das Verhältnis zwischen den Generationen zunehmend verändert.

Die Gesellschaft folgt immer mehr einer singulären Struktur:

- Partnerschaften anstelle von Eheschließungen,
- Zunahme der Scheidungen und die Lebensform des Singles als Folge.

Aus diesen Veränderungen ergeben sich gänzlich neue Fragestellungen wie z.B., ob ein Lebensabschnittsgefährte auch im Alter noch als stützende Kraft zur Verfügung stehen wird.[36]

(MuG III), München, 2005, S.77
[34] ebd
35 ebd.
36 vgl. Lehr: Psychologie des Alterns, 11. überarbeitete A. Wiesbaden-Heidelberg: Quelle & Meyer, 2006, S.43

Des Weiteren nimmt der Anteil der Mehrgenerationenhaushalte stark ab, die sogenannte Singularisierung steigt. Dies alles reduziert die Möglichkeit, Pflegeaufgaben innerhalb der Familie wahrzunehmen. Die Nachfrage nach vollstationärer externer Pflege wird zwangsläufig steigen.

Allerdings gibt es auch gegenteilige Auffassungen. Danach wird der Anteil der Pflegebedürftigen mit Familienanschluss wachsen.[37]

Nach Prof. Gabriele Doblhammer vom Rostocker Zentrum zur Erforschung des Demographischen Wandels können Familien in Zukunft für die Pflege an Bedeutung gewinnen, müssen aber bei dieser Aufgabe unterstützt werden.[38]

Das EU-Projekt FELICIE (Future Elderly Living Conditions in Europe) befasst sich mit der Berechnung von Prognosen über die Zusammensetzung der zukünftigen pflegebedürftigen Bevölkerungsgruppen und diskutiert mögliche sozialpolitische Konsequenzen und Handlungsoptionen.[39] Demnach wird bis zum Jahr 2030 die Zahl der pflegebedürftigen Menschen in Deutschland steigen, die über eine pflegerische Familienanbindung verfügen – sei es durch einen Partner oder durch Kinder.[40] Das Projekt besagt allerdings nicht, wie sich dieser Zustand nach 2030 weiterhin entwickeln wird. Wenn man der Pflegestatistik 2005[41] des Statistischen Bundesamtes folgt, wird in Zukunft die Versorgung in Pflegeheimen in erster Linie in Betracht gezogen werden (fehlende Pflegepersonen, fehlende Zeit, immer ältere Menschen...). Insgesamt sind sich die Quellen sehr uneinig über die Versorgung Pflegebedürftiger.

Wie sich die Versorgung Pflegebedürftiger in Zukunft nun wirklich entwickeln wird, ist auf lange Sicht nicht prognostizierbar. Bis 2030 werden Pflegebedürftige offenbar weiterhin gut in ihren Familien versorgt sein, doch dann verändert sich die Bevölkerungspyramide drastisch und es wird im Vergleich zu privaten Pflegepersonen mehr Pflegebedürftige geben, denen Familienanschluss durch jegliche Art versagt sein wird. Sei es, dass Sie keinen Partner oder Kinder haben, die Kinder sehr weit weg wohnen und die Kinder bzw. der Partner im Berufsleben stehen und bleiben wollen.

---

37 vgl. o.V.: Statt Pflegeheim: Anteil der Pflegebedürftigen mit Familienanschluss wächst, o.O., 2007 http://www.journalmed.de/newsview.php?id=16386 [Stand 16.07.2007]

38 Doblhammer/ Westphal/ Ziegler: Pflegende Angehörige brauchen mehr Unterstützung – Bedarfsprognosen zeigen einen Anstieg häuslichen Pflegepotenzials in Deutschland bis 2030, [in: Demographische Forschung aus erster Hand 4/2006], Rostock, 2006, S.3

39 Future Elderly Living Conditions in Europe, http://www.felicie.org/ASP/mainPub.asp?lang=EN [Stand 01.09.2007]

40 vgl. o.V.: Who will care for the oldest old in the next 30 years in Europe?, o.O., O.J. http://www.felicie.org-/ASP/keyr.asp?lang=EN [Stand 17.07.2007]

41 Statistisches Bundesamt (Hrsg.): Pflegestatistik 2005, Wiesbaden, 2007

Die medizinische Entwicklung und auch das „vermehrte achten auf sich selbst" darf aber bei all diesen Vorausrechnungen nicht vergessen werden. Schon die Älteren von heute sind in einem höheren Alter viel gesünder und kompetenter als es die damaligen vor ca. 50 Jahren im gleichen Alter waren. Dieser Trend wird sich mit der demographischen Entwicklung weiterhin fortsetzen.[42]

Weitere Informationen zu diesem Thema finden Sie in: „Zukunftsmarkt Pflegehotel. Der demographische Wandel und der Markt für Pflegehotels" von Katja Rosowski.
ISBN: 978-3-638-89706-8
http://www.grin.com/de/e-book/85643/

---

[42] vgl. Lehr: Der demografisch Wandel –eine Herausforderung für jeden, auch für die Kirche, o.O., 2006 http://www.ekir.de/missionale/index.php?id=128 [Stand 12.08.2007]

Literaturverzeichnis (inklusive weiterführender Literatur)

Ammann: Mut zur Auszeit – Kraft zur Pflege, [für: Internationales Zentrum für FrauenGesundheit IZFG],Minden, 2007

http://www.izfg.de/pflege/VortragAmmannMinden.pdf [Stand 19.07.2007] Arbeit und Leben DGB/ VHS NW (Hrsg.): Trigger, Düsseldorf, 2005

http://www.aulnrw.de/uploads/media/trigger_bericht.pdf [Stand 09.08.2007] Arbeiter-Samariter-Bund Deutschland e.V. (Hrsg.): Die Zukunft der Pflege in Deutschland,

Köln, 2004, http://www.asb.de/download.php3?out=userdata/l_1/p_6/library-/data&fileName=pp0904ef.pdf [Stand 28.08.2007] Arkanum Wohnresidenz GmbH: http://www.arkanum-residenzen.de/ [Stand 17.09.2007] AWO Westliches Westfahlen: http://www.awo-ww.de/mastercms1-/templates/index.php5?Select_id=f918e4f8-c27c-d312-ffc2d162c5bf901e&Open_flag=plus [Stand 19.08.2007] Baurmann, Turtenwald: Potenzialanalyse Beherbergungsmarkt Deutschland, [für: G.O.P.

GmbH & CoKG], Frankfurt a.M., o.J., http://www.gop-hotels.com/download/presse-/inhalt_und_methodik_potenzialanalyse.pdf [Stand 28.08.2007] bmfsfj (Hrsg.): Fünfter Bericht zur Lage der älteren Generation in der Bundesrepublik

Deutschland, Berlin, 2005 Bodenseeresidenz Lindau: http://www.bodenseeresidenz-lindau.de/ [Stand 17.09.2007] Bosbach: Demographische Entwicklung - Realität und mediale Aufbereitung, [aus: Berliner Debatte INITIAL 17], Berlin, 2006 http://www.linksnet.de/drucksicht.php?id=2520 [Stand 28.08.2007]

Br-online.de: Taschengeld vom Vater Staat, o.O., 2007, http://www.br-online.de/leben2020-/thema/rente/staatsrente.xml [Stand 11.09.2007] Bühring: Versorgung in Heimen: Grundrechte bedroht, [in: Deutsches Ärzteblatt 98, Ausgabe 31-32 vom 06.08.2001], o.O., 2001

http://www.aerzteblatt.de/v4/archiv/artikel.asp?src=suche&id=28182 [Stand 28.08.2007] Bundesinstitut für Bevölkerungsforschung: Entwicklung des Jugend- bzw. Altenquotienten in Deutschland von 1871 bis zum Jahr 2050, Wiesbaden 2007, http://www.bib-demographie.de/info/altersstruktur.html [Stand 30.08.2007]

Bundesministerium für Familie, Senioren, Frauen und Jugend: Wirtschaftsmotor Alter, Berlin, 2007, http://www.bmfsfj.de/bmfsfj/generator/RedaktionBMFSFJ/Abteilung3/Pdf-Anlagen/endbericht-studie-wirtschaftsmotor-alter,property=pdf,bereich=,sprache=de,rwb=true.pdf [Stand 17.09.2007]

Bundesministerium für Gesundheit: Reform zur nachhaltigen Weiterentwicklung der Pflegeversicherung, o.O., 2007, http://www.bmg.bund.de/nn_600110/DE/ Themenschwerpunkte/Pflegeversicherung-/pflegeversicherung-node,param=.html__nnn=true [Stand 09.09.2007]

Bundesministerium für Gesundheit: Zahlen und Fakten zur Pflegeversicherung (05/07), o.O., 2007, http://www.bmg.bund.de/nn_773096/SharedDocs/Download/DE-+/Themenschwerpunkte/Pflegeversicherung/Informationen/ZahlenFakten,templateId=raw, property=publicationFile.pdf/ZahlenFakten.pdf [Stand 12.08.2007]

Bundesministerium für Gesundheit und Soziale Sicherung (Hrsg.): Nachhaltigkeit in der Finanzierung der sozialen Sicherungssysteme, Berlin, 2003

Bundeszentrale für politische Bildung (Hrsg.): Aus Politik und Zeitgeschichte, [Beilage zur

Wochenzeitung Das Parlament Ausgabe 20/2003], Bonn, 2003

http://www.bpb.de/files/40BER3.pdf [Stand 28.08.2007] Bundeszentrale für politische Bildung: Entwicklung der Geburtenziffer, o.O., o.J.

http://www.bpb.de/wissen/8QIORZ,0,Durchschnittsalter_der_M%FCtter.html [Stand 28.08.2007]

Bundeszentrale für politische Bildung: Entwicklung der Lebenserwartung, o.O., o.J. http://www.bpb.de/files/XH3MK2.pdf [Stand 06.08.2007] Büser: Pflegeversicherung: Kassen zahlen auch die Verhinderungspflege, [in: Deutsches

Ärzteblatt 99, Ausgabe 45 vom 08.11.2002], o.O., 2002 http://www.aerzteblatt.de/v4/archiv/artikel.asp?src=suche&id=34363 [Stand 28.08.2007]

Clade: Pflege: Damit das Alter nicht zur Bedrohung und Last wird, [in: Deutsches Ärzteblatt 102, Ausgabe 27 vom 08.07.2005], o.O.,2005 http://www.aerzteblatt.de/v4/archiv/artikel.asp?src=suche&id=47552 [Stand 28.08.2007]

Delta Solutions (Hrsg.): The Anti Aging Spa, Hotel & Golf, Wien, 2005 http://www.norbertadam.com/downloads/2005/Bad_Hall.pdf [Stand 28.07.2007]

Deutsche Sozialversicherung: Sparten der Sozialversicherung, o.O., O.J., http://www.deutsche-sozialversicherung.de/de/wegweiser/saeulen.html [Stand 01.09.2007]

De Palatijn Pflegehotel: Hausprospekt 2007, Bezug: info@depalatijn.nl, Homepage: http://www.depalatijn.nl

Deutscher Bundestag: Tourismusbranche muss stärker auf den demografischen Wandel reagieren, [Pressemitteilung 26.10.2006], Berlin, 2006, http://www.bundestag.de-/aktuell/presse/2006/pz_0610261.html [Stand 17.09.2007]

Deutscher Hotel- und Gaststättenverband: Definition der Betriebsarten, o.O., O.J. http://www.dehoga-bundesverband.de/home/betriebsarten_952_924.html [Stand 23.07.2007]

Deutscher Hotel- und Gaststättenverband Brandenburg: Tourismus für behinderte Menschen, o.O., 2001, http://www.hoga-brandenburg.de/content/view/132/101/ [Stand 17.09.2007]

Deutscher Tourismusverband e.V. (DTV): Das Jahr 2007, o.O, 2007 http://www.deutschertourismusverband.de/index.php?pageId=243 [Stand, 13.08.2007]

Deutscher Tourismusverband e.V. (DTV): DTV- Klassifizierung, o.O., o.J., http://www.deutschertourismusverband.de/index.php?pageId=20 [Stand 10.09.2007]

Deutscher Tourismusverband e.V. (DTV): Einzelne Zielgruppen - Senioren, o.O., o.J., http://www.deutschertourismusverband.de/index.php?pageId=90 [Stand 17.09.2007]

Deutsches Institut für Wirtschaftsforschung: Auswirkungen der demographischen

Entwicklung auf die Zahl der Pflegefälle - Vorausschätzungen bis 2020 mit Ausblick auf 2050, Berlin, 2001, http://opus.zbwkiel.de-/volltexte/2003/346/pdf/dp240.pdf [Stand 30.08.2007]

Deutsches Institut für Wirtschaftsforschung: Wochenbericht des DIW Berlin 33/04-

Bevölkerungsentwicklung in West- und Ostdeutschland - Vorausschätzungen bis 2050, Berlin, 2004, http://www.diw.de/deutsch/produkte/publikationen/wochenberichte/docs-/04-33-Lhtml [Stand 01.09.2007]

Diakonie Seniorenwohn- und Pflegezentrum „Insula": Hausprospekt 2007, Bezug: info.insula@dw-hohenbrunn.de, Homepage: http://www.dw-hohenbrunn.de

DIN EN ISO 8402

DKV: Leistungen der Pflegeversicherung, o.O., o.J., http://www.dkv.com/gesetzliche-pflege-leistungen_167_12215_12229_12236.php#rep16957 [Stand 31.07.2007]

Doblhammer/ Westphal/ Ziegler: Pflegende Angehörige brauchen mehr Unterstützung - Bedarfsprognosen zeigen einen Anstieg häuslichen Pflegepotenzials in Deutschland bis 2030, [in: Demographische Forschung aus erster Hand 4/2006], Rostock, 2006

Dresdner Bank AG (Hrsg.): 40 Prozent der Deutschen ohne private Altersvorsorge, Frankfurt a.M., 2005, http://www.allianz.com/de/allianz_gruppe/presse/news-/maerkte_und_studien/maerkte_und_studien1/news50.html [Stand 09.08.2007]

Elternpflege.de: Originalzitat eines Forenbeitrags zum Thema Pflegehotel auf: http://www.elternpflege.de/phpBB2/viewtopic.php?t=684&postdays=0&postorder=asc&highlight=pflegehotel&start= 15 [19.08.2007] Eschbacher, Erlfelder : Alt, einsam und arm [in: bullVestor 06/07 Das Finanz- und Newsmagazin], bullVestor Medien GmbH, St.Valentin, 2007 Forcher: Die Heilbäder und Kurorte Europas im Spannungsfeld zwischen Kurortmedizin und Gesundheitstourismus, [in: Heilbad und Kurort. Jg. 48], Flöttmann Verlag GmbH: Gütersloh, 1995

Freye: Häusliche Pflege: Zwischen Liebe und Überdruß, [in: Deutsches Ärzteblatt 95, Ausgabe 51-52 vom 21.12.1998], o.O., 1998

http://www.aerzteblatt.de/v4/archiv/artikel.asp?src=suche&id=14821 [Stand 29.08.2007] Gutmann: Was ist Marktforschung, Tiefenbronn, 2003

http://www.mittelstand-spezial.de/Texte/Marktforschung.pdf [Stand 22.08.2007]

Güven International Club: http://www.guvenclub.com/gr/home.htm [Stand 17.09.2007]

Hamburger Abendblatt: Einkommen der Rentner gestiegen, Berlin, 2005,

http://www.abendblatt.de/daten-/2005/06/02/441781.html [Stand 11.09.2007] Haus am Brunnen: http://www.hausambrunnen.de/ [Stand 17.09.2007] Helmer- Denzel: Fakten und Trends im Seniorentourismus, [für: Universität Duisburg Essen], Genshagen, o.J.

http://www.ffg.uni-dortmund.de/medien/tus/tus_helmerdenzel.pdf [Stand 28.08.2007] Hibbeler: Pflegestatistik: Anteil professioneller Pflege wächst [in: Deutsches Ärzteblatt 104, Ausgabe 9 vom 02.03.2007], o.O., 2007

http://www.aerzteblatt.de/v4/archiv/artikel.asp?src=suche&id=54654 [Stand 28.08.2007] Hotel Am Schlosspark: Hausprospekt 2007, Bezug: dahme-hotel@hotel-dahme.de,

Homepage: http://www.hotel-dahme.de hotelbiz consulting (Hrsg.): Hotel Performance Trends Glossar, München, 2006

http://www.hotelbiz.de/de/download/hotelbiz_Glossar.pdf [Stand 28.08.2007] Hotels.com: The Hotel Price Index, o.O., 2006, http://www.wissen.dsft-

berlin.de/medien/HOT/hot_hotel_price_index_2007.pdf [Stand 15.08.2007] Hotel Weideröschen: Hausprospekt 2007, Bezug: hotel@weideroeschen.at,

Homepage: http://www.weideroeschen.at Illing: Die Studie zum Thema: Zeit für Seele &
Selbst. Märkte und Trends im

Tourismus für Entspannung und mentale Fitness, TDC e. Kfm. Verlag: Berlin, 2002

IMMAC Holding AG (Hrsg.): Der Seniorenmarkt und seine Veränderungen, Rendsburg, 2005
, http://www.immac.de/infomaterial/IMMAC-Marktstudie_2005.pdf [Stand 07.08.2007]

Immobilien Experten AG: Seniorenhotel „bonaVita am Golfplatz", Berlin, 2007,
http://www.immexa.de/site/DE/int/05_projekte/05_03/05_03_container.php
[Stand 02.09.2007]

Immobilien Experten AG: Seniorenhotel „bonaVita am Niddasee", Berlin, 2007,
http://www.immexa.de/site/DE/int/05_projekte/05_04/05_04_container.php
[Stand 02.09.2007]

Institut der deutschen Wirtschaft Köln (Hrsg.): Deutschland altert - Die demographische
Herausforderung, Köln, 2004, http://www.insm.de/Downloads/PDF_-_Dateien-
/Publikationen_Kostenlose_Downloads-/Deutschland_altert.pdf [Stand 28.08.2007]

Janssen: Zu arm fürs Altenheim?, [in: Rheinische Post vom 18.06.2007, A5], Düsseldorf,
2007

Keller: Organisation der Pflege, o.O., 2004, http://www.gesundheitpro.de/Organisation-der-
Pflege-Pflege-A050829ANONI013701.html [Stand 16.07.2007]
Kober-Kümmerly+Frey Media AG, http://www.kartenwelten.de/? [Stand 30.08.2007]

Koschade, Vollmers: Eine Branche explodiert, [in: F.A.Z.-Hochschulanzeiger Nr. 85], o.O.,
2006, http://www.faz.net/s/RubE4DBC2864515412C86EF6C0402B6929F-
/Doc~E4EFE2D25CEF 14AA3A6D7D47009E65AFF~ATpl~Ecommon~ S spezial~AOrd
~E933FDFB679EE4808AB349FDB169CFB3F.html [Stand 28.08.2007]

Kroeber: Mögliche Quellen der Sekundärforschung, o.O., 2003, http://www.mittelstand-
spezial.de/maps/Sekundaerforschung.pdf [Stand 12.08.2007]

Kur- und Pflegehotel Senator: Hausprospekt 2007, Bezug: info@fachklinik-bad-pyrmont.de,
Homepage: http://www.senator-pflegehotel.de

Kuterdem: Barrierefreier Tourismus im Murtal,[Projektarbeit an der Wirtschaftsuniversität
Wien], Wien, o.J.,
http://www.ibft.at/upload/Barrierefreier_Tourismus_im_Murtal_Projektarbeit_Tolga_Kuterde
m.pdf [Stand 28.08.2007] Lebenshilfe Viersen: Reisen 2007, Viersen, 2007

http://www.lebenshilfe-viersen.de/pdfprogramme/2_reisen_2007.pdf [Stand 09.08.2007] Lechner: Das Pflegehotel - sichere und rentable Immobilieninvestition in einem

Zukunftsmarkt, o.O., 2006, http://www.immexa.de/site/DE/int/07_bibliothek/07_03-/07_03_container.php# [Stand 23.08.2007]

Lehr: Der demografisch Wandel -eine Herausforderung für jeden, auch für die Kirche, o.O., 2006 http://www.ekir.de/missionale/index.php?id=128 [Stand 12.08.2007] Lehr: Psychologie des Alterns, 11. überarbeitete A., Wiesbaden-Heidelberg: Quelle & Meyer, 2006

mediavita GmbH (Hrsg.): Pflegestufen, o.O., o.J. http://www.mediavita.net/html/pflegestufen.html [Stand 12.07.2007] Medizinischer Dienst der Spitzenverbände der Krankenkassen e.V.: 2. Bericht des MDS nach § 118 Abs. 4 SGB XI - Qualität in der ambulanten und stationären Pflege, Essen, 2007

http://www.mds-ev.org/index2.html [Stand 03.09.2007] Medizinischer Dienst der Spitzenverbände der Krankenkassen e.V.: Richtlinien der Spitzenverbände der Pflegekassen zur Begutachtung von Pflegebedürftigkeit nach dem XI. Buch des Sozialgesetzbuches, o.O., 2006

Meyers Lexikon: Lebenserwartung, o.O., o.J. http://lexikon.meyers.de/meyers/Lebenserwartung [Stand 23.07.2007]

Mücke Hotelberatung: http://www.muecke-hotelberatung.de/download/mh.pdf [Stand 23.08.2007]

Münch & Partner: Das Pflegehotel - Eine Zusammenstellung von Informationen, Bad Waldsee, o.J. http://www.muenchonline.de/resources/Das+Pflegehotel.doc [Stand 19.08.2007] Nefiodow: Der sechste Kondratieff. Wege zur Produktivität und Vollbeschäftigung im

Zeitalter der Information, Rhein- Sieg Verlag: Sankt Augustin, 2001 ngo-online e.V. (Hrsg.): Hohes Engagement bei der Betreuung von Pflegebedürftigen in Deutschland, o.O., 2004 http://www.ngo-online.de/ganze_nachricht.php?Nr=8438 [Stand 16.07.2007] Oberender: Anforderungen an eine grundlegende Gesundheitsreform, Berlin, 2007

http://mlecture.uni-bremen.de/extern/lilly/lilly-onkologie-berlin-03-2007/slides/oberender-lilly-onkologie-berlin-03-2007.pdf [Stand 30.08.2007] Olfert (Hrsg.), Rahn: Einführung in die Betriebswirtschafslehre, Kiehl: Leipzig, 2003 o.V.: Das Berchtesgadener Land: Urlaub nach Maß, [in: Pflege Partner - Das Magazin für pflegende Angehörige 03/07], Vincentz Kundenmedien: Hannover, 2007 o.V.: Der demographische Wandel, o.O., o.J. http://www.foerderland.de/1066.0.html [Stand 28.07.2007] o.V.: Die neuen Alten kommen, [in: NetzwerkHotel 01/07], Kolochau, 2007 http://www.netzwerk-hotel.de/NWH01-07komplett.pdf [Stand 29.08.2007]

o.V.: Gesetz zur sozialen Absicherung des Risikos der Pflegebedürftigkeit (Pflege-Versicherungsgesetz - PflegeVG) - Gemeinsames Rundschreiben der Spitzenverbände der Pflegekassen zu den leistungsrechtlichen Vorschriften des PflegeVG vom 10.10.2002, o.O., 2002 http://www.mds-ev.org/download/gemrund_pflege_021010.pdf [Stand 02.08.2007] o.V.: Grand Hotel Heiligendamm, o.O., O.J.

http://www.fundus.de/pub/heiligendamm_hotelmarkt.htm [Stand 14.08.2007] o.V.: Grund- und Behandlungspflege, o.O., o.J.

http://www.foerderland.de/792+M5de8a50c49d.0.html [Stand 13.08.2007] o.V.: Kurzkonzept Hotel „Am Schlosspark", Dahme, o.O., 2005

http://www.satzkasten.de/PDF_Links/Hotel_Dahme_Kurzkonzept.pdf [Stand 07.08.2007]

o.V.: Markt (market), o.O., o.J.

http://www.wiwi-treff.de/home/mlexikon.php?mpage=beg/markt.htm [Stand 23.07.2007] o.V.: Statt Pflegeheim: Anteil der Pflegebedürftigen mit Familienanschluss wächst, o.O., 2007, http://www.journalmed.de/newsview.php?id=16386 [Stand 16.07.2007] o.V.: Who will care for the oldest old in the next 30 years in Europe?, o.O., O.J.

http://www.felicie.org/ASP/keyr.asp?lang=EN [Stand 17.07.2007] o.V.: Wohnungsunternehmen im GDW - Im Osten bleibt die Rendite negativ, [in: Immobilie Zeitung], o.O., 2006, http://www.immoportal.de/home/service/immobilien-zeitung/iz_8.html [Stand 23.08.2007]

o.V.: Zielgruppe, o.O., o.J. http://www.desig-n.de/werbung_z.htm [Stand 25.08.2007] Pack et al.: Zukunftsreport demographischer Wandel, Bonn, 2000

http://www.demotrans.de/documents/Zukunft-dt.pdf [Stand 29.08.2007] Parität Ulm: http://www.paritaet-ulm.de/ [Stand 17.09.2007] Pietschmann: Volk im Pflegebett, o.O., 2001, http://www.innovations-

report.de/html/berichte/studien/bericht-1499.html [Stand23.07.2007] Pflegehotel Schloss Bad Wurzach: Hausprospekt 2007, Bezug: info@pflegehotel.de, Homepage: http://www.pflegehotel.de Pflegehotel St. Johann: Hausprospekt 2007, Bezug über info@pflegehotel-stjohann.ch,

Homepage: http://www.pflegehotel-stjohann.ch Pflegendeangehoerige.de: Originalzitat eines Forenbeitrags zum Thema Pflegehotel auf

http://pflegendeangehoerige.foren-city.de/htopic,563,Pflegehotel.html [Stand 19.08.2007] Pschyrembel (Hrsg.): Klinisches Wörterbuch, Berlin, 1998

Quadbeck: Pflegeleistungen sollen steigen, [in: Rheinische Post vom 16.06.2007, C3], Düsseldorf, 2007

Reiners: Ambulant vor stationär, [in: Rheinische Post vom 08.08.2007, B1], Düsseldorf, 2007 Reker: Vermögen der Deutschen: 9 000 000 000 000 Euro, [in: Rheinische Post vom 31.August 2007], Düsseldorf, 2007 Residenz Dahlke: Hausprospekt 2007, Bezug: info@residenz-dahlke.de, Homepage: http://www.residenz-dahlke.de Robert Koch Institut (Hrsg.): Gesundheits im Alter", Berlin, 2005 Robert Koch Institut (Hrsg.): Schwerpunktbericht der Gesundheitsberichterstattung des Bundes - Pflege, Berlin, 2004 Rüger: Bevölkerungsbewegung, München, 2006, http://www.statistik.lmu.de/~rueger-/demographiesource/Demographie2006_131.pdf [Stand 28.08.2007] Schäffler (Hrsg.): Pflege Heute, Urban&Fischer Verlag: München, 1997 Schneekloth, Wahl: Möglichkeiten und Grenzen selbständiger Lebensführung in privaten Haushalten (MuG III), München, 2005 Schnurrenberger: Marktanalyse, [für: BS Consult], Potsdam, 2007

http://www.fh-eberswalde.de/_obj/17AFA946-A716-4EBC-84C3-E0983301423C/outline/2007-Mafo-EW.pdf [Stand 27.07.2007] Schott: Begriff der Pflegebedürftigkeit, Düsseldorf, o.J.

http://www.pflegetaeglich.de/seite3.html [Stand 12.07.2007] Seniorenberatung: Aktuelle Nachrichten, o.O, 2001

http://www.seniorenberatung-online.de/Aktuelles1.htm [Stand 29.08.2007] Seniorenresidenz Puerto Banüs: http://www.runa-reisen.de/reisen/seniorenresidenz-puerto-banus.php [Stand 17.09.2007] über: http://www.runa-reisen.de Sesselmeier: Der Sozialstaat in der Diskussion, o.O., 2003

http://www.buergerimstaat.de/4_03/reform2.htm [Stand 22.07.2007] SGB XI - Soziale Pflegeversicherung - Artikel 1 des Gesetzes vom 26. Mai 1994, BGBl. I S. 1014, zuletzt geändert durch Artikel 8 u. 9 des Gesetzes vom 26. März 2007 Statistisches Bundesamt (Hrsg.): 11. Koordinierte Bevölkerungsvorausberechnung - Annahmen und Ergebnisse, Wiesbaden, 2006 Statistisches Bundesamt (Hrsg.): Bevölkerung Deutschlands bis 2050 -11. Koordinierte Bevölkerungsvorausberechnung, Wiesbaden, 2006

Statistisches Bundesamt (Hrsg.): Bevölkerung Geburten, Wiesbaden, 2007
http://www.destatis.de/jetspeed/portal/cms/Sites/destatis/Internet/DE/Content/Statistiken/
Bevoelkerung/GeburtenSterbefaelle/Tabellen/Content75/GeburtenMutteralter,templateId
=renderPrint.psml [Stand 29.08.2007]

Statistisches Bundesamt (Hrsg.) Eheschließungen, Geborene und Gestorbene, Wiesbaden,
2007, http://www.destatis.de/jetspeed/portal/cms/Sites/destatis/Internet/DE-
/Content/Statistiken/Bevoelkerung/EheschliessungenScheidungen/Tabellen/Content100/E
heschliessungenGeboreneGestorbene,property=file.xls [Stand 06.08.2007]

Statistisches Bundesamt: Kurzbericht Pflegestatistik 1999, Bonn, 2001,
http://www.destatis.de/jetspeed/portal/cms/Sites/destatis/Internet/DE/Content/Publikation
en/Fachveroeffentlichungen/Sozialleistungen/Sozialpflege1Bericht1999,property=file.pdf
[Stand 01.09.2007]

Statistisches Bundesamt (Hrsg.): Lebenserwartung in Deutschland, Wiesbaden, 2007
http://www.destatis.de/jetspeed/portal/cms/Sites/destatis/Internet/DE/Content/Statistik
en/Bevoelkerung/GeburtenSterbefaelle/Tabellen/Content50/LebenserwartungDeutschland.ps
ml [Stand 23.07.2007]

Statistisches Bundesamt (Hrsg.): Pflegestatistik 2005, Wiesbaden, 2007

Statistisches Bundesamt (Hrsg.): Sonderbericht: Lebenslagen der Pflegebedürftigen, Bonn,
2004
Statistisches Bundesamt (Hrsg.): Übernachtungen in Beherbergungsstätten, Wiesbaden, 2007
http://www.destatis.de/jetspeed/portal/cms/Sites/destatis/Internet/DE/Content/Statistiken/
Binnenhandel/Tourismus/Tabellen/Content50/BeherbergungAuslastung,templateId=renderPri
nt.psml [Stand 13.08.2007]

STZ Consulting Group (Hrsg.): Erfolgreiches Marketing durch gezielte Marktanalyse und
Zielgruppensegmentierung - Teil 1, Erftstadt, 2006 http://www.perspektive-
mittelstand.de/Marketing___kein_Erfolg_ohne_
Marktanalyse_und_Zielgruppensegment/management-wissen/781.html [Stand 02.07.2007]

STZ Consulting Group (Hrsg.): Erfolgreiches Marketing durch gezielte Marktanalyse und
Zielgruppensegmentierung - Teil 2, Erftstadt, 2006

http://www.perspektive-mittelstand.de/Erfolgreiches_Marketing_durch_gezielte_
Marktanalyse_und_Zielgrup/management-wissen/830.html [Stand 02.07.2007] Sunpark
Berlin Neukölln: http://www.sunpark-berlin.de/ [Stand 17.09.2007] Tchibo Reisekatalog:
Sicher um die Welt - Ärztlich begleitete Rundreisen 2007/2008, Köln, 2007

Treugast Unternehmensberatungsgesellschaft mbH (Hrsg.): Hotellerie/ Tourismus, [in:

Treugazette Mai 2007], München, 2007, http://www.treugast.de/treugast/pages/news-/treugazette/treugazette01_05_07.pdf [Stand 28.08.2007] Universität Gießen: Die 5 Säulen der Sozialversicherung, Gießen, 2002, http://www.uni-giessen.de/~g41007/tempel9.html [Stand 09.09.2007] Universität zu Köln: Presse-Information 180/2005, Köln, 2005

http://www.uni-koeln.de/pi/i/2005.180.htm [Stand 16.08.2007] Urlaub & Pflege e.V.: Reisen 2007, Bezug über post@urlaub-und-pflege.de,

Homepage: http://www.urlaub-und-pflege.de Vialera: http://vialera-pflege-und-begleitung-auf-reisen.de/index.php [Stand 10.08.2007] Wagner: Leitfaden Volkswirtschaft, o.O., O.J.

http://www.wagner-berlin.de/am2.htm [Stand 23.07.2007] Wagner, Brucker: Pflegebericht des Medizinischen Dienstes 2001/2002, [für: Medizinische

Dienst der Spitzenverbände der Krankenkassen e.V. (MDS)], Essen, 2002 Wagner, Brucker: Pflegebericht des Medizinischen Dienstes 2003, [für: Medizinische Dienst

der Spitzenverbände der Krankenkassen e.V. (MDS)], Essen, 2005 Wagner, Brucker: Pflegebericht des Medizinischen Dienstes 2004, [für: Medizinische Dienst

der Spitzenverbände der Krankenkassen e.V. (MDS)], Essen, 2006 Wagner, Brucker: Pflegebericht des Medizinischen Dienstes 2005, [für: Medizinische Dienst

der Spitzenverbände der Krankenkassen e.V. (MDS)], Essen, 2007

WHO: Men Ageing And Health, Genf, 2001

http://whqlibdoc.who.int/hq/2001/WHO_NMH_NPH_0L2.pdf [Stand 06.08.2007] Winkelnkemper: Immer mehr 100-Jährige, [in: Rheinische Post vom 22.05.2007, A7], Düsseldorf, 2007

Wohnanlage Wanachai: http://www.pflegeinthailand.de/index.html [Stand 17.09.2007] Zentrum Roseninsel: http://die-roseninsel-bad-kreuznach.de/index2.html [Stand 17.09.2007] Zukunftsinitiative Rheinland-Pfalz (Hrsg.): Demographischer Wandel - Neue Marktchancen, [Ergebnisprotokoll der zweitägigen Arbeitssitzung an 4. Und 5. März 2005], Mainz, 2005 http://www.zukunftsradar2030.de/images/pdf/Marktchancen/Marktchancen.pdf [Stand 28.08.2007]